T e 34
40

INSTRUCTIONS

RELATIVES AU

CHOLERA-MORBUS;

TRAVAIL CONFIÉ PAR LA COMMISSION CENTRALE DE SALUBRITÉ
A UNE COMMISSION COMPOSÉE

**DE MM. PARISET, ESQUIROL, DESGENETTES, LEROUX, JUGE,
CHEVALIER, LEGRAND ET MARC.**

PRIX : 25 cent.

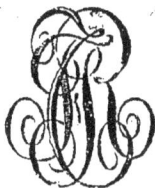

PARIS,

RIGNOUX, IMPRIMEUR-LIBRAIRE,

RUE DES FRANCS-BOURGEOIS-SAINT-MICHEL, N° 8.

1832.

INSTRUCTIONS

RELATIVES AU

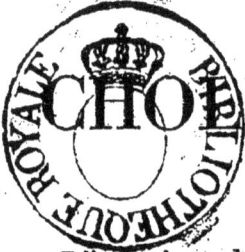

CHOLÉRA-MORBUS.

L'invasion du *choléra* en France paraît vraisem-
blable. Sans nous en effrayer, ne négligeons aucun
moyen de combattre le fléau et d'en diminuer les
ravages. L'administration n'a manqué ni de pré-
voyance ni de soin; elle a pris le sage parti de publier
le résultat de ses travaux; nous pensons que c'est un
devoir pour les journaux de lui prêter secours. C'est
dans cette intention que nous analyserons les docu-
mens dont la connaissance importe le plus à la po-
pulation.

On sait qu'il a été formé dans les arrondissemens
de Paris des commissions de salubrité, correspon-
dant avec une commission centrale chargée de
proposer à l'administration les mesures reconnues
utiles et nécessaires. Voici quelques-uns des résultats
obtenus par le zèle philanthropique de ces commissions. Nous les trouvons dans un rapport présenté
par M. Gisquet, préfet de police, à M. le ministre
des travaux publics.

Plusieurs propriétaires, éclairés sur la mauvaise
tenue de leurs maisons, y ont fait des améliorations
notables dans l'intérêt de la santé publique. Les
plombs, les fosses d'aisance, les ruisseaux des cours,
les gargouilles, les puits, puisards, etc., etc., ont déjà,
dans beaucoup de maisons, reçu les réparations

demandées en vain depuis long-temps. Une foule d'animaux inutiles ont été détruits, des améliorations ont même été apportées dans les habitudes hygiéniques de quelques habitans. La voie publique, explorée avec soin, a reçu d'utiles réparations. De nouvelles bornes-fontaines ont été établies dans les quartiers les plus insalubres. La commission centrale s'est chargée de la visite des établissemens publics, tels que les hôpitaux, hospices, prisons, casernes, théâtres, colléges, etc., etc., à l'effet d'indiquer les améliorations dont ils sont susceptibles sous le rapport de la salubrité, et les mesures extraordinaires dont ils pourraient être l'objet en cas d'invasion du *choléra*.

M. le préfet de police annonce, dans son rapport, qu'il a invité la commission centrale à s'occuper, 1° d'un travail sur les hôpitaux temporaires, que l'on pourrait affecter aux personnes atteintes de la maladie, et sur les hôpitaux de convalescens que l'on établirait dans les communes rurales ; 2° d'un travail sur les ambulances ou bureaux de secours dans lesquels on ne recevrait aucun malade, et qui seraient destinés à porter les secours d'urgence aux personnes qui les réclameraient.

Enfin la commission centrale a fait une instruction populaire pour le régime à suivre afin de se préserver du *choléra*, et sur la conduite à tenir si la maladie se déclare.

Le travail en a été confié à une commission composée de MM. Pariset, Esquirol, Desgenettes, Leroux, Juge, Chevalier, Legrand, et Marc, rapporteur. Cette instruction est rédigée avec une grande clarté et mise à la portée de toutes les classes de la société. Nous croyons utile de la publier ici en entier.

Le *choléra* est une maladie grave. Cependant il est plus effrayant quand on l'attend qu'il n'est dangereux lorsqu'il existe. D'autres maladies épidémiques, telles que la petite vérole, la scarlatine, certaines fièvres nerveuses, ont fait beaucoup plus de ravages, puisque dans les contrées de l'Europe où il a régné, et où il a rencontré le plus de circonstances favorables à sa propagation, il n'a guère attaqué qu'un individu sur 75, et que dans quelques villes même, ses atteintes n'ont pas jusqu'alors dépassé la proportion d'un individu sur 200.

Conduite à tenir pour se préserver du choléra.

1° Le peu de danger que l'on court d'être atteint du *choléra* doit rassurer les esprits. Il faut donc ne pas s'inquiéter et ne penser autrement à la maladie que pour exécuter les précautions propres à s'en garantir. Moins on a peur et moins on risque ; mais comme la tranquillité de l'âme est un grand préservatif, il faut en même temps éviter tout ce qui peut exciter des émotions fortes, telles que la colère, la frayeur, les plaisirs trop vifs, etc.

2° Il est d'observation que plus l'air dans lequel on habite est pur, et moins on est exposé au *choléra*.

On ne saurait donc trop faire attention à la salubrité des habitations. Ainsi il faut avoir soin de ne pas habiter et plus encore de ne pas coucher en trop grand nombre dans la même pièce, de l'aérer le matin et encore dans la journée en ouvrant le plus long-temps et le plus souvent possible les portes et les fenêtres. Il conviendra aussi de placer dans les pièces habitées un large vase contenant de l'eau chlorurée (1). On peut enfin favoriser le renouvellement de l'air en faisant pendant quelques minutes un feu bien clair et flamboyant dans la cheminée.

Il faut faire attention que l'ouverture des portes et fenêtres n'ait lieu qu'après qu'on sera entièrement vêtu, afin de ne pas s'exposer au refroidissement. Il est bon, lorsqu'on le peut, de passer dans une autre pièce pendant cette opération.

Enfin, sous le rapport des chambres à coucher, il faudra se servir de lits sans rideaux, ne jamais laisser séjourner l'urine ou les matières fécales dans les vases de nuit, qui devront être nettoyés promptement, et toujours contenir un peu d'eau.

L'air humide des habitations, malsain en tout temps, devient très dangereux lorsque le *choléra* règne. Il faut donc s'abstenir de faire sécher le linge dans la chambre qu'on habite, surtout si on y couche.

Il faut non-seulement songer à aérer les chambres à coucher, mais maintenir encore dans le meilleur état possible de salubrité les maisons et leurs dépendances.

Ainsi il faut avoir grand soin des plombs et des

(1) *Eau chlorurée.* — Prenez : chlorure de chaux sec, une once ; eau, un litre. On verse sur le chlorure de chaux une petite quantité d'eau pour l'amener à l'état pâteux, puis on le délaie dans la quantité d'eau indiquée. On tire la liqueur à clair, et on la conserve dans des vases de verre ou de grès bien fermés. On peut aussi employer avec avantage l'eau chlorurée préparée avec le chlorure d'oxyde de sodium, en mettant une once de chlorure dans dix à douze onces d'eau.

latrines, qu'on nettoiera au moins une fois par jour avec de l'eau chlorurée, ou au moins avec de l'eau. On fera bien de tenir constamment bouchées par un tampon les ouvertures des tuyaux en plomb ou en fonte qui communiquent aux pierres à laver ou aux cuvettes extérieures, et de ne les déboucher qu'au moment de s'en servir.

Chacun devra veiller à ce que les eaux ménagères soient vidées au fur et à mesure de leur production, qu'on ne les laisse pas séjourner entre les pavés des cours ou allées, et qu'elles s'écoulent rapidement par le ruisseau ou la gargouille qui les conduit dans la rue. Il faudrait même favoriser cet écoulement par un lavage à grande eau, si la pente n'était pas assez rapide.

Les vitres devront être nettoyées au moins une fois par semaine; car l'action de la lumière est nécessaire à la santé de l'homme.

Les fumiers, les excrémens, les débris d'animaux et de végétaux réclament beaucoup d'attention. On devra en conséquence empêcher leur accumulation en les faisant enlever le plus souvent possible.

On se débarrassera des animaux domestiques inutiles. On s'abstiendra d'élever des porcs, des lapins, des poules, ou de nourrir des pigeons, etc., dans des lieux resserrés ou dans des cours peu spacieuses et qui n'ont pas d'air.

Les habitans des maisons, particulièrement dans les quartiers populeux, devraient à cet égard se surveiller mutuellement; ils devraient en outre contribuer, chacun pour sa part, à la propreté des rues, surtout lorsqu'elles sont étroites. Il y va de l'intérêt de tous.

3° Le refroidissement est placé par ceux qui ont observé le *choléra* au nombre des causes les plus propres à favoriser le développement de cette maladie. Il est donc nécessaire d'éviter cette cause en se vêtant chaudement, et en se garantissant particulièrement le bas-ventre et les pieds de l'action du froid.

A cet effet, il est bon d'entourer le ventre nu d'une ceinture de laine, de porter sur la peau des camisoles de tricot de laine ou de flanelle, de faire usage de chaussons de laine : ces vêtemens seront changés et lavés quand ils seront humides ou salis. On se lavera souvent les pieds à l'eau chaude; on portera des sabots ou des galoches, lorsqu'on sera obligé de séjourner dans le froid et l'humidité; en un mot, on se chaussera avec propreté, et de manière que les pieds soient à l'abri du froid et de l'humidité.

Beaucoup de personnes, surtout parmi la classe peu fortunée, ont la très mauvaise habitude en se couchant, et plus encore en se levant, de poser les pieds nus sur le sol froid, et même d'y marcher. On ne saurait trop blâmer cet usage, qui deviendrait particulièrement dangereux pendant que le *choléra* règnerait.

C'est encore dans la crainte du refroidissement qu'en été il faudra s'abstenir de coucher les croisées ouvertes. Il faudra aussi maintenir dans les habitations une chaleur *tempérée*, car les chambres trop chaudes rendent les individus qui les habitent plus impressionnables au froid auquel ils peuvent être exposés en sortant.

C'est par la même raison qu'il faudra, autant que possible, rentrer chez soi de bonne heure, ne pas passer une partie de la nuit dans les assemblées,

dans les cafés, les estaminets, les cabarets, etc., surtout lorsque les nuits sont froides et humides.

4° S'occuper, mener une vie active, en évitant autant que possible les excès de fatigue, est un des
meilleurs moyens de faire diversion à l'inquiétude.
Les occupations qui exigent de la contention d'esprit
ne conviennent pas. Il en est de même des travaux
qui entraînent une privation inaccoutumée de som-
meil pendant la nuit.

5° Il a été parlé de l'utilité des ceintures et des
chaussons de laine; mais il faut que ces vêtemens
soient tenus très-proprement. La propreté est toujours très-nécessaire à la santé. Ceux qui ont le
moyen de prendre de temps en temps des bains
d'une chaleur agréable feront bien d'en faire usage;
mais il ne faudra y rester que le temps nécessaire
pour nettoyer le corps; il faudra avoir soin de se bien
essuyer avec du linge chaud, et ne pas s'exposer
immédiatement à l'air extérieur en sortant du bain.
Cette précaution est surtout utile lorsque la saison
est froide.

Les frictions sèches conviennent beaucoup; il est
facile de les administrer en se frottant ou se faisant
frotter le soir; ou mieux encore le matin et soir,
le tronc, les bras, les cuisses et les jambes, pendant
un quart-d'heure, avec une brosse douce ou avec
une étoffe de laine.

On conçoit, du reste, que pour ce qui concerne
en général la manière de se vêtir, il faudra se régler
selon la saison; mais dans aucun cas on ne devra se
vêtir trop légèrement

6° Lorsque le *choléra* règne, la manière de se

nourrir est un point fort important. La sobriété ne saurait être trop recommandée. On connaît un grand nombre d'exemples où le *choléra* s'est déclaré après des excès de table, et il est prouvé que les ivrognes sont plus particulièrement exposés à cette maladie.

Les viandes bien cuites ou bien rôties et pas trop grasses, ainsi que les poissons frais et d'une digestion facile, les œufs, du pain bien levé et bien cuit, devront former la nourriture principale. Les viandes salées et les poissons salés ne conviennent pas; on usera le moins possible de charcuterie, et l'on s'abstiendra des pâtisseries lourdes et grasses.

Parmi les légumes, il faudra autant que possible s'en tenir aux moins aqueux, au plus légers (1). Nous ne pensons pas devoir exclure de ces derniers les pommes de terre de bonne qualité. Nous approuvons même l'usage de haricots secs, de lentilles, de pois et de fèves *pris en purée* (2). Les crudités, telles que les salades, les radis, etc., ne conviennent pas.

Dans la saison des fruits, il faut être très-réservé dans l'usage qu'on en fait, surtout lorsqu'ils ne sont pas parfaitement mûrs; car alors ils peuvent devenir très dangereux. Les fruits cuits offrent moins d'inconvénient; mais ils ne devront jamais être mangés en grande quantité : encore moins devront-ils former le fond du repas.

_____

(1) On doit entendre par légumes aqueux ceux qui contiennent beaucoup d'eau de végétation, par exemple, les concombres, les betteraves, la laitue, etc.

(2) La robe ou pellicule de ces légumes secs ou verts, ne contribue en rien à la nutrition, et elle a l'inconvénient de ne pouvoir être digérée.

Il est des alimens généralement sains, mais que, par une disposition particulière de l'estomac, certains individus digèrent difficilement. Ces alimens devront, comme de raison, être évités par eux. Chacun doit, à cet égard, étudier son estomac.

Il faut, en temps de *choléra*, manger moins à la fois qu'à l'ordinaire, sauf à faire un repas de plus, mais toujours léger.

Les boissons exigent la plus grande attention. Toute boisson froide prise quand on a chaud est dangereuse. Il ne faut se désaltérer que lorsqu'on a cessé de transpirer, c'est-à-dire qu'il ne faut pas boire froid lorsqu'on est en sueur. Les suites de cet abus sont d'autant plus funestes, que la boisson est plus froide et qu'on a plus chaud. L'eau devra être claire; l'eau filtrée est préférable à toute autre. Il faut l'aiguiser avec très-peu de vinaigre ou d'eau-de-vie. Lorsqu'on veut la boire pure (deux cuillerées à bouche d'eau-de-vie ou une cuillerée à bouche de vinaigre pour une pinte d'eau), surtout si la saison est chaude, et qu'on soit obligé de se livrer à un travail corporel qui, en excitant la transpiration, provoque la soif et oblige par conséquent de boire souvent. Il faut alors boire peu à la fois. L'eau rougie, c'est-à-dire l'eau à laquelle on aura ajouté un peu de bon vin, convient également. Enfin on peut faire avec succès usage d'une eau légèrement aromatisée avec une infusion stimulante, comme par exemple avec une infusion de menthe poivrée ou de camomille (une pincée de menthe ou six têtes de camomille pour une chopine d'eau bouillante, à laquelle on ajoutera, après le refroidissement, une chopine d'eau froide) (1).

Rien n'est pernicieux comme l'abus des liqueurs fortes. Il est prouvé par un très-grand nombre d'exemples que le *choléra* attaque de préférence, comme nous l'avons déjà dit, les ivrognes, et ceux même qui sans faire un abus habituel de boissons fortes commettent par occasion, par entraînement, un seul excès de ce genre.

L'usage de l'eau-de-vie prise seule et à jeûn, usage si répandu dans la classe ouvrière, et si nuisible en tout temps, devient particulièrement funeste lorsque le *choléra* règne. Les personnes qui ont cette habitude devraient manger quelque chose, au moins un morceau de pain, avant d'avaler le petit verre d'eau-de-vie. Le vin blanc ne sera pas non plus pris à jeûn sans la même précaution, et il ne le faudra prendre qu'en petite quantité.

En temps de *choléra*, l'eau-de-vie amère, c'est-à-dire dans laquelle on aura fait infuser des plantes amères et aromatiques, ou encore l'eau-de-vie d'absinthe, est préférable à l'eau-de-vie ordinaire.

Le vin pris en quantité modérée, est une boisson convenable pendant le repas et à la fin du repas; mais il doit être de bonne qualité. Il vaut mieux boire moitié moins de vin et le choisir de qualité supérieure. les vins jeunes et aigres sont plus nuisibles qu'utiles. Le vin rouge est préférable au blanc. Ceux

---

(1) Cette précaution d'ajouter de l'eau qui n'a pas bouilli est nécessaire, parce que l'ébullition, en privant l'eau de l'air qu'elle contenait, la rend moins facile à être digérée.

qui ont le moyen de le mélanger avec une eau ga-
zeuse, telle que l'eau de Seltz, naturelle ou factice,
feront très bien de se servir de cette boisson salubre
et agréable.

La bière et le cidre, surtout lorsque ces boissons
sont trop jeunes, qu'elles n'ont pas bien fermenté,
ou qu'elles sont aigres, disposent aux coliques, à la
diarrhée, et deviennent ainsi très dangereuses. Ce
qui vient d'être dit s'applique à plus forte raison au
vin doux ou moût.

Conduite à tenir lorsque le choléra se manifeste chez un individu.

Il résulte d'un très grand nombre de faits observés
jusqu'à présent dans les lieux où le *choléra* a régné,
que les cas de guérison sont en raison de la promp-
titude des secours, et que plus ces secours sont
administrés près du moment de l'invasion, plus les
chances de salut sont grandes.

Il faut donc que chacun connaisse les premiers
signes qui indiquent qu'un individu va être atteint du
choléra. Or ces signes, qui le plus ordinairement se
manifestent dans la nuit ou le matin, sont les suivans:

Lassitude subite ou sentiment subit de fatigue
dans tous les membres; sentiment de pesanteur
dans la tête, comme lorsqu'on s'est exposé à la vapeur du charbon; vertiges, étourdissement, pâleur
souvent plombée, bleuâtre, de la face, avec altération *particulière* des traits; le regard a quelque
chose d'extraordinaire, et les yeux perdent leur
éclat, leur brillant; diminution de l'appétit; soif
et désir de la satisfaire par des boissons froides;

sentiment d'oppression, d'anxiété dans la poitrine, et d'ardeur et de brûlure dans le creux de l'estomac; élancemens passagers sous les fausses côtes (c'est-à-dire sous les côtes à partir du creux de l'estomac en comptant de haut en bas); borborygmes (gargouillemens) dans les intestins, accompagnés surtout de coliques auxquelles succède le dévoiement, ou cours de ventre : ce dévoiement semble quelquefois diminuer les douleurs : la peau devient froide et sèche; quelquefois elle se couvre d'une sueur froide. Quelques malades éprouvent des frissons le long de l'épine du dos, et une sensation dans les cheveux comme si on y soufflait de l'air froid.

Ces divers signes de l'invasion de la maladie ne se présentent pas toujours dans l'ordre où ils viennent d'être tracés. Ils ne se montrent pas non plus tous chez tous les malades.

Quoi qu'il en soit, lorsque plusieurs d'entre eux, notamment l'altération de la face, la lassitude, le sentiment de brûlure dans le creux de l'estomac, les borborygmes, le refroidissement de la surface du corps, se manifestent, il faut appeler tout de suite un médecin.

Moyens à employer avant l'arrivée du médecin.

Il faut exciter fortement la peau et y rappeler la chaleur.

A cet effet on placera le malade nu entre deux couvertures de laine préalablement chauffées ou bassinées, et l'on placera sur toute la surface du corps à travers la couverture des fers à repasser chauds ou une bassinoire. On arrêtera plus long-temps les fers sur le creux de l'estomac, sous les aisselles, sur le cœur.

On frictionnera fortement et *long-temps* les membres avec une brosse sèche ou avec un liniment irritant, en se servant d'un morceau de laine ou de flanelle. Ces frictions devront, autant que faire se pourra, être pratiquées par deux personnes dont chacune frottera en même temps une moitié du corps, en ayant toujours grand soin de découvrir le moins possible le malade.

Le liniment dont la formule suit, paraît, si l'on s'en rapporte aux observations, avoir été employé avec un succès tout particulier; prenez :

> Eau-de-vie, une chopine;
> Vinaigre fort, une demi-chopine;
> Farine de moutarde, une demi-once;
> Camphre, deux gros;
> Poivre, deux gros;
> Une gousse d'ail pilée.

Mettez le tout dans un flacon bien bouché, et faites infuser pendant trois jours au soleil ou dans un endroit chaud.

Ces frictions devront être continuées long-temps, et le malade devra rester couché enveloppé dans de la laine.

On pourra aussi appliquer des sinapismes chauds sur le dos et sur le ventre, ou encore des cataplasmes de farine de graine de lin bien chauds et arrosés d'essence de térébenthine.

On s'est enfin servi avec avantage de petits sacs remplis de cendres chaudes ou de sable chaud, et qu'on applique sur le corps.

L'expérience a prouvé dans plusieurs lieux où le

choléra a régné qu'on peut obtenir de grands avan-
tages des bains de vapeurs vinaigrés, ou vinaigrés et
camphrés.

Ainsi, pendant qu'on cherche à réchauffer le malade par le repassage avec des fers chauds et par des
frictions, on peut préparer un bain de vapeur de la
manière suivante : on fait rougir des cailloux ou des
morceaux de briques ou de fer ; on place sous un
fauteuil ou sous une chaise de cannes un vase en
terre qui contient du vinaigre auquel quelques-uns
conseillent d'ajouter du camphre (deux gros de
camphre dissous dans suffisante quantité d'esprit de
vin pour une pinte de vinaigre). Ces diverses dispo-
sitions étant prises, on fait asseoir le malade dés-
habillé sur le fauteuil, et on l'entoure, à l'exception
de la tête, ainsi que le fauteuil, de couvertures de
laine qui devront descendre jusqu'au bas des pieds,
lesquels devront poser sur de la laine ou sur tout
autre corps chaud. On jette ensuite, l'un après l'autre, et à peu de secondes d'intervalles, les cailloux
ou les morceaux de briques ou de fer dans le vinaigre,
qui, par ce procédé, s'échauffe et est bientôt réduit
en vapeur. Ce bain doit durer de 10 à 15 minutes.

Lorsqu'on en sort le malade, il doit rester couché
entre des couvertures de laine très sèches et chaudes, où on le laissera tranquille si une transpiration
modérée s'est établie. Dans le cas contraire, on con-
tinuera les frictions, toujours entre les couvertures,
jusqu'à l'arrivée du médecin.

Mais il ne suffit pas de réchauffer le corps extérieu-
rement, il faut aussi le réchauffer intérieurement.

A cet effet, on donne de quart d'heure en quart

d'heure une petite demi-tasse d'une infusion aromatique très chaude (une infusion de menthe poivrée ou de mélisse ; on la prépare comme du thé), et toutes les demi-heures, immédiatement avant la tasse d'infusion, douze à quinze gouttes de *liqueur ammoniacale anisée et camphrée* (1) dans une cuillerée à bouche d'eau gommée (avec un peu d'eau de sirop de gomme). On a aussi obtenu d'heureux effets dans certains lieux de l'*alcali volatil fluor* donné à la dose de quinze à vingt gouttes toutes les demi-heures ou toutes les heures dans une tasse d'une forte décoction chaude de gruau d'avoine ou d'orge mondé, ou , à leur défaut, d'eau chaude. Ce dernier médicament ne devra néanmoins être administré au plus que deux fois avant l'arrivée du médecin. A défaut de ces moyens, on peut donner avec avantage l'eau pure , bue la plus chaude possible et prise en petite quantité à la fois.

Quoique ces divers moyens doivent être mis en usage le plus tôt possible, il faudra cependant les administrer avec ordre et sans trop de précipitation.

Il sera utile , toutes les fois qu'on le pourra, de placer le malade dans une pièce séparée de celles qu'habitent les autres membres de sa famille.

On fera bien aussi de jeter les hardes du malade dans une eau de savon très chaude.

---

(1) Les pharmaciens prépareront cette liqueur de la manière suivante :

      Alcohol, 12 onces.

      Ammoniaque liquide à 18 degrés, 3 onces.

      Huile essentielle, une demi-once.

      Camphre, un gros et demi.

Mettez et conservez dans un flacon bouché à l'émeri.

La convalescence exige des précautions que le médecin devra indiquer. Toutefois, on ne saurait trop recommander aux convalescens l'observation *rigoureuse* des règles de préservation qui ont été exposées plus haut; car les personnes qui ont été atteintes du *cholera* sont quelquefois exposées à des rechutes.

Nous croyons devoir terminer cette instruction en priant très instamment le public de n'ajouter aucune foi aux prétendus moyens préservatifs et curatifs dont des charlatans cupides font vanter les propriétés dans les journaux, ou qu'ils annoncent par des affiches placardées sur les murs de la capitale. Si l'autorité était assez heureuse pour connaître un semblable moyen, elle ne manquerait pas de le publier et de le recommander.

Signé, PARISET, ESQUIROL, DESGENETTES, LEROUX, JUGE, CHEVALIER, LEGRAND, MARC.

Le Préfet de Police,

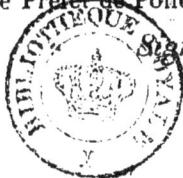

Signé, GISQUET.

PARIS. — IMPRIMERIE DE RIGNOUX, RUE DES FRANCS-BOURGEOIS-S.-MICHEL, N° 8.

.

www.ingramcontent.com/pod-product-compliance
Lightning Source LLC
Chambersburg PA
CBHW050450210326
41520CB00019B/6144